Sabrine Louhaichi
Besma Hamdi

Bronquiolite obliterante em crianças

Sabrine Louhaichi
Besma Hamdi

Bronquiolite obliterante em crianças

Impacto clínico e funcional da gestão terapêutica numa unidade respiratória pediátrica

ScienciaScripts

Imprint

Cover image: www.ingimage.com

This book is a translation from the original published under ISBN 978-620-6-71836-9.

Publisher:
Sciencia Scripts
is a trademark of
Dodo Books Indian Ocean Ltd. and OmniScriptum S.R.L publishing group

120 High Road, East Finchley, London, N2 9ED, United Kingdom
Str. Armeneasca 28/1, office 1, Chisinau MD-2012, Republic of Moldova, Europe
Printed at: see last page
ISBN: 978-620-8-22562-9

Ao meu professor e presidente do júri, Professor Sleheddine Chouchène

Deu-nos a honra de aceitar presidir a este júri e avaliar este trabalho. Agradecemos desde já a sua disponibilidade e amabilidade.

Ao meu professor e membro do júri, Professor Saoussen Cheikh Mhamed

Muito obrigado pela vossa disponibilidade e pela vossa extrema gentileza. Agradecemos a honra que nos deu ao aceitar fazer parte do júri.

Ao meu professor e membro do júri, Professor Najeh Ben Fadhel

Sentimo-nos muito honrados com a vossa presença no júri da nossa dissertação. Queira aceitar o nosso mais profundo respeito.

Ao meu professor e orientador da tese, Professor Besma Hamdi

Tive o privilégio de o ter como meu orientador de investigação. O seu rigor científico e a sua amabilidade deram um contributo inestimável para este trabalho. Que este trabalho seja a expressão da minha profunda gratidão.

Sessões de assinatura

À minha professora, Professora Agnès Hamzaoui, inspirou o tema deste trabalho. Os seus conselhos, a sua orientação e a sua meticulosidade deram um contributo inestimável para o meu desenvolvimento. O seu rigor científico, a sua paixão por esta nobre profissão e a sua imensa dedicação deixaram uma profunda impressão em mim. Gostaria de vos expressar a minha profunda gratidão e espero estar à altura da confiança que depositaram em mim.

Ao meu professor Dr. Jamel Ammar, foi uma verdadeira honra e uma experiência enriquecedora aprender consigo. Os seus conselhos e o seu encorajamento guiaram-me ao longo desta bela especialidade. Dedico-lhe este trabalho como sinal da minha profunda gratidão.

A todo o pessoal médico e paramédico do Serviço de Pneumologia B do Hospital Abderrahmen Mami em PAriana É um verdadeiro prazer trabalhar todos os dias com a vossa equipa dedicada, e gostaria de expressar a minha gratidão e agradecimento.

Índice

INTRODUÇÃO

A bronquiolite obliterante (BO) em crianças é uma doença inflamatória crónica das vias respiratórias. A doença ocorre mais frequentemente após uma infeção pulmonar grave ou após um transplante de medula óssea como parte da doença do enxerto contra o hospedeiro (GVHD). Muito mais raramente, pode dever-se a uma doença do tecido conjuntivo (1).

O diagnóstico positivo combina vários elementos clínicos, funcionais e radiológicos (2). No entanto, os testes de função respiratória dependem da idade e da cooperação da criança.

O prognóstico da BO depende da etiologia, do diagnóstico positivo precoce e do controlo terapêutico (3). O curso da doença pode ser marcado por uma série de complicações, incluindo insuficiência respiratória crónica e hipertensão arterial pulmonar.

É certo que se trata de uma doença respiratória rara quando comparada com outras doenças pulmonares crónicas da criança, como a asma. No entanto, a sua gestão constitui um verdadeiro desafio para a saúde pública, dada a elevada morbilidade e mortalidade que lhe está associada e a falta de consenso terapêutico (4).

Na literatura têm sido descritos protocolos terapêuticos para pequenas séries de crianças com BO, com resultados controversos. Os fármacos mais utilizados foram os macrólidos, os anti-leucotrienos, os broncodilatadores inalados e os corticosteróides inalados ou sistémicos (5).

Nos países em desenvolvimento, há um atraso no diagnóstico desta patologia, dadas as dificuldades em monitorizar a função respiratória das crianças após infecções respiratórias graves ou transplantes de medula óssea.

Além disso, mesmo após um diagnóstico positivo, a gestão da BO no nosso contexto pode não ser a melhor. De facto, a dificuldade de acesso às estruturas de cuidados para estes doentes, por um lado, e a indisponibilidade de certos medicamentos nos hospitais, por outro, dificultam o prognóstico da doença nestas crianças (6).

Para o efeito, propusemo-nos estudar o perfil clínico e paraclínico das crianças tratadas no nosso serviço por bronquiolite obliterativa e avaliar o impacto da nossa conduta no prognóstico clínico e funcional da doença.

MÉTODOS

I. Tipo de estudo

- Trata-se de um estudo descritivo, transversal e num único centro.

II. Período de estudo

'O nosso estudo decorreu durante o período de 1 de janeiro de 2021 a 31 de dezembro de 2022.

III. Local do estudo

-O estudo foi realizado no departamento de pneumo-pediatria B do hospital Abderrahmen Mami em Ariana.

IV. População do estudo

1. Critérios de inclusão

-Pacientes com menos de 18 anos.

-Tratados para bronquiolite obliterante entre janeiro de 2013 e janeiro de 2022.

-Com um diagnóstico positivo de BO com base nos seguintes critérios (7) :

-Infeção respiratória grave anterior ou transplante de medula óssea.

-Obstrução brônquica não melhorada por broncodilatadores ou corticosteróides sistémicos e revelada por sintomas clínicos e/ou testes de função respiratória.

-Aspeto de perfusão em mosaico ou aprisionamento na TAC torácica.

-Exclusão de outras doenças respiratórias crónicas: asma, fibrose quística, discinesia ciliar primária, displasia broncopulmonar, deficiência de alfa-1 antitripsina e imunodeficiência.

2. Critérios de não-inclusão

-Pacientes com mais de 18 anos.

-Crianças a quem não foi diagnosticada BO.

-Crianças cujos pais se recusaram a participar no estudo.

3. Critérios de exclusão

Crianças que perderam o seguimento durante o período do estudo.

-Crianças com doença pulmonar infiltrativa difusa associada.

V. Realização do estudo

1. Recolha de dados

Os seguintes dados clínicos e paraclínicos foram retirados dos registos médicos das crianças:

Data de nascimento, antecedentes familiares de doença respiratória, antecedentes pessoais médicos e cirúrgicos, idade de início dos sintomas, data de diagnóstico de bronquiolite obliterante, data de início do acompanhamento no nosso serviço, sinais funcionais iniciais, exame físico inicial, dados da TAC torácica inicial, dados das provas de função respiratória, se realizadas, tratamentos prescritos (molécula, dosagem, via de administração, eventuais efeitos adversos, duração), número de internamentos hospitalares por sintomas respiratórios, resultados das amostras bacteriológicas, se realizadas, se foi prescrita oxigenoterapia domiciliária, dados da ecografia cardíaca, se realizada.

2. Avaliação da doença

Os pais das crianças foram contactados por telefone e convidados a participar num exame clínico e funcional, mediante a sua disponibilidade e consentimento.

-Os pais e/ou as crianças foram questionados sobre os sinais funcionais presentes no momento da consulta, o número de exacerbações respiratórias desde a última consulta, se tinham utilizado corticosteróides orais e/ou antibióticos para o desconforto respiratório, o cumprimento dos tratamentos de BO de fundo e o cumprimento da oxigenoterapia domiciliária para crianças com insuficiência respiratória crónica.

-A dispneia foi avaliada utilizando a escala de dispneia modificada do Medical Research Council (mMRC):

0: Sem dispneia, exceto em caso de esforço físico intenso.

1 Dispneia ao caminhar rapidamente num plano ou num declive suave.

2 Dispneia ao caminhar em terreno plano seguindo alguém da sua idade ou ao ter de parar para recuperar o fôlego ao caminhar em terreno plano ao seu próprio ritmo.

3 Falta de ar: dispneia que obriga a parar e recuperar o fôlego após alguns minutos ou cem metros em terreno plano.

4 Dispneia ao vestir-se ou despir-se

O pico de fluxo expiratório foi medido durante esta consulta. Trata-se de um teste simples em que se pede à criança que sopre o mais rápido e com a maior força possível para o medidor de pico de fluxo.

-Em seguida, foi efectuada **uma espirometria com um teste de broncodilatação** na enfermaria, de acordo com as recomendações da ATS/ERS de 2019 (8).

A perturbação ventilatória obstrutiva foi definida por um rácio FEV1/FVC < o limite inferior do normal ou um Zscore < -1,64. Uma resposta positiva aos broncodilatadores foi definida como uma melhoria no FEV1 de mais de 10% do valor previsto (9).

Foi também efectuado um teste de marcha de 6 minutos na enfermaria pelo fisioterapeuta.

-Um resultado favorável foi definido por :

A ausência de uma exacerbação aguda da doença respiratória, definida como um aumento dos sintomas respiratórios que exija uma alteração do tratamento ou hospitalização, e a ausência de uma diminuição do FEV1 de acordo com o Zscore.

VI. Estudo estatístico

Os dados foram introduzidos e analisados com recurso ao software SPSS versão 11.5.

Calculámos frequências simples e frequências relativas (percentagens) para as variáveis qualitativas.

Calculámos as médias e os desvios-padrão e determinámos os valores extremos para as variáveis quantitativas.

VII. Considerações éticas

Respeitámos o anonimato dos nossos pacientes envolvidos neste trabalho.

Obtivemos o consentimento escrito dos pais dos nossos doentes antes da sua inclusão.

Não existe qualquer conflito de interesses no nosso trabalho.

VIII. Pesquisa bibliográfica

Os motores de busca utilizados foram : PubMed, Sciences direct.

As palavras-chave utilizadas foram : Bronquiolite obliterante, crianças, função respiratória, macrólidos, prognóstico.

As referências foram introduzidas e organizadas através do programa informático

ZOTERO.

RESULTADOS

I. Estudo clínico e paraclínico no momento do diagnóstico

Dezoito crianças foram tratadas por bronquiolite obliterante (BO) no nosso departamento durante o período de inclusão (09 anos).

1. Caraterísticas da população

Idade

A idade média foi de 9,6 anos [3-17 anos]. Metade das crianças tinha menos de 10 anos de idade na altura do estudo (Figura 1).

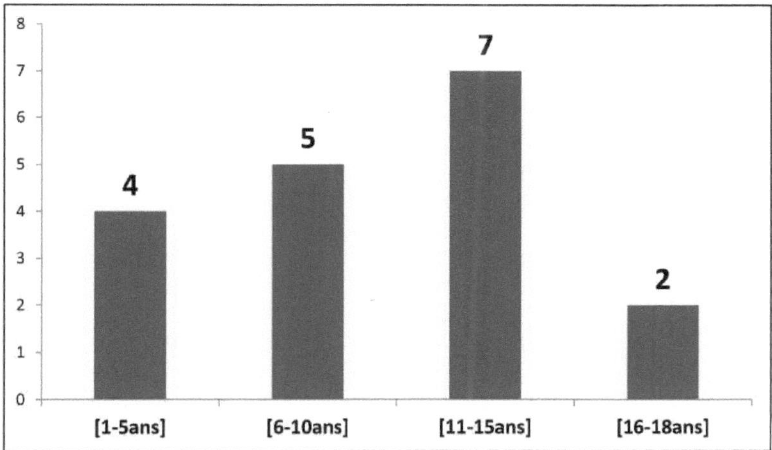

Figura 1: Repartição das crianças por idade

O género

A proporção entre os sexos foi de 1,5, com 11 homens e 7 mulheres.

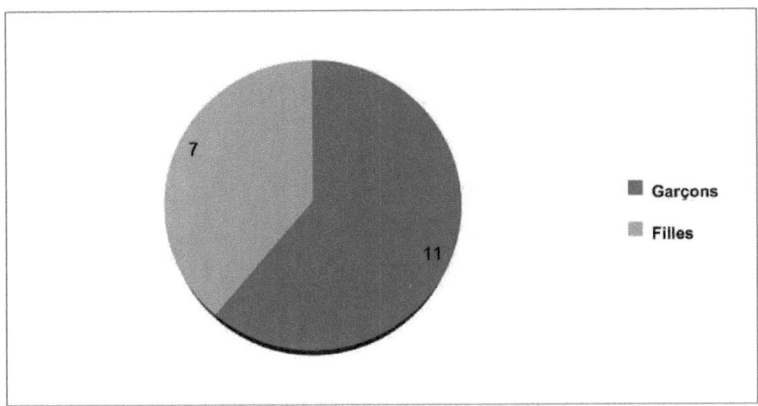

Figura 2: Distribuição das crianças por género

História patológica

Doze crianças tinham antecedentes de hemopatia para a qual foi efectuado um transplante de medula óssea (67%) (Quadro I).

Tabela I: Indicações para o transplante de medula óssea na nossa população

Hemopatia	Força de trabalho
Imunodeficiência comum variável	3
Leucemia linfoblástica aguda	3
Síndrome mielodisplásica	2
Leucemia mieloide aguda	2
Doença de Fanconi	1
Doença das células falciformes	1

A história de infeção respiratória grave antes da BO estava presente em 6 crianças (33%). Três crianças tinham necessitado de ventilação mecânica durante este episódio infecioso.

2. Diagnóstico positivo de bronquiolite obliterativa

Idade do diagnóstico positivo

A idade média ao diagnóstico de bronquiolite obliterante foi de 66 meses [12-204 meses]. A duração média da progressão da doença na altura do estudo era de 39 meses [18-162].

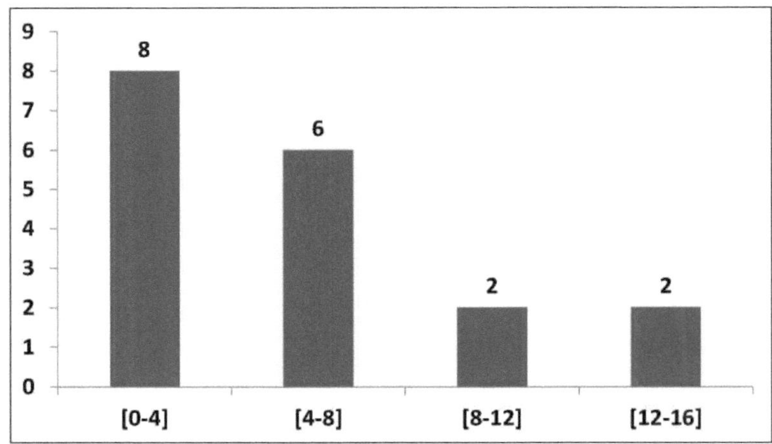

Figura 3: Distribuição das crianças por idade de diagnóstico

Sinais clínicos

A dispneia esteve presente em 100% das crianças (Figura 4). Em 12 doentes, era sibilante.

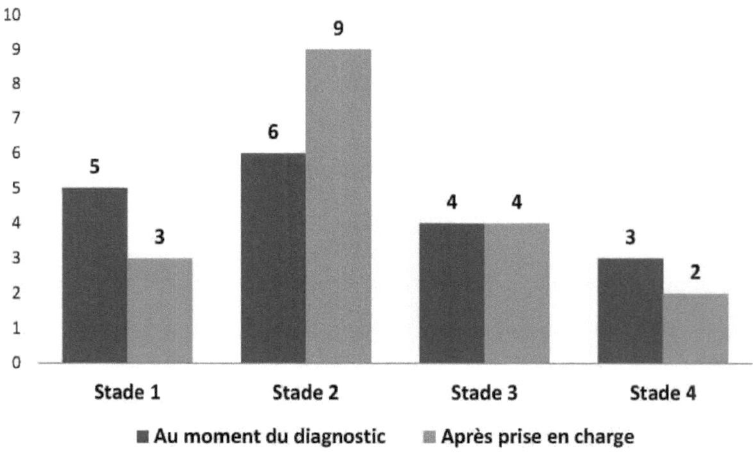

Figura 4: Classificação da dispneia de esforço de acordo com o estádio mMRC

Outros sinais funcionais foram dominados pela tosse (94%), infecções respiratórias inferiores recorrentes (72%), broncorreia (22%) e dor torácica (16%) (Figura 5).

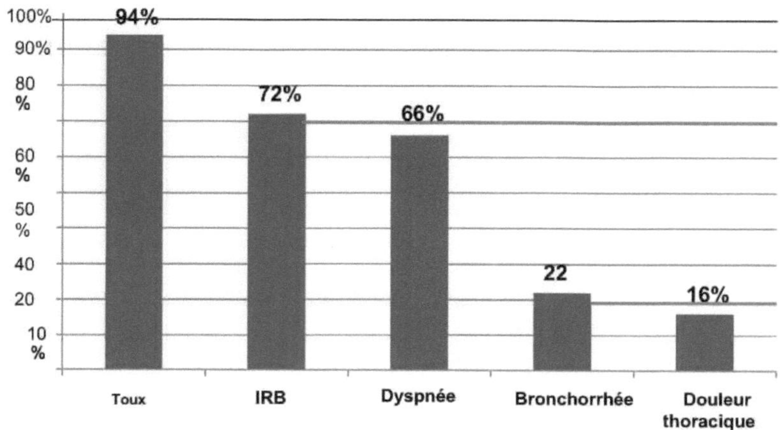

Figura 5: Sinais de função pulmonar

A saturação periférica média de oxigénio foi de 93% [88%-98%]. Sete crianças foram inicialmente admitidas por insuficiência respiratória aguda (38%). A polipneia foi o sinal físico mais frequente (83%).

Dez crianças apresentavam atraso de crescimento associado a sintomas respiratórios (55%). O hipocratismo digital e a deformidade torácica foram observados em 4 crianças (22%) e 8 crianças (44%), respetivamente.

Nove crianças apresentavam estertores sibilantes à auscultação pulmonar. O pico de fluxo expiratório foi medido em 12 crianças. O valor mediano foi de 63% do valor teórico [21%-88%].

Oito crianças apresentavam insuficiência respiratória crónica no momento do diagnóstico, cada uma necessitando de 1 litro por minuto de oxigenoterapia de longa duração (ODP) (44%).

Imagiologia torácica

Foram efectuadas tomografias computorizadas do tórax em todas as crianças na altura do diagnóstico inicial. A perfusão em mosaico estava presente em todos os nossos doentes. A Figura 6 mostra dois cortes parenquimatosos de uma TAC torácica de uma criança de 7 anos com RB pós-transplante de medula óssea.

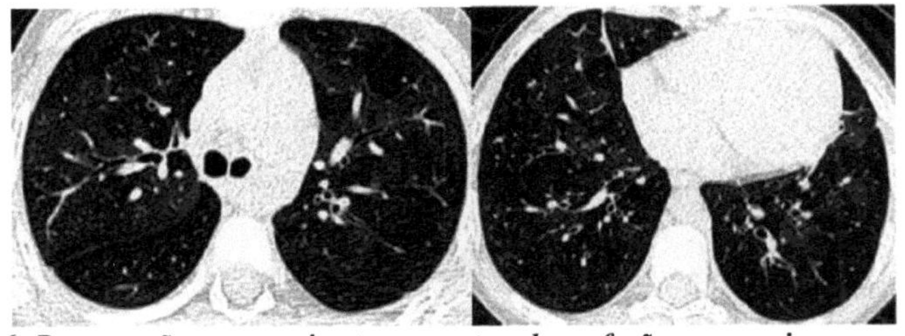

Figura 6: Duas secções parenquimatosas mostrando perfusão em mosaico, espessamento brônquico difuso e impactações mucóides.

As anomalias escanográficas estão detalhadas na Tabela II.

Quadro II: Anomalias imagiológicas torácicas

	Número	*Percentagem*
Infusão em mosaico	*18*	*100%*
Armadilha	*17*	*94%*
Espessamento dos brônquios	*14*	*77%*
DDB	*12*	*67%*
Distensão torácica	*10*	*55%*
Impacções mucóides	*5*	*27%*
Atelectasia	*4*	*22%*
Dilatação das artérias pulmonares	*4*	*22%*

Testes iniciais da função respiratória

A espirometria e a prova de broncodilatação foram efectuadas em 13 crianças antes do início do tratamento, revelando um défice ventilatório obstrutivo não reversível em todos os casos (tabela 3). O FEV1 era < -3DS em 12 das 13 crianças que puderam efetuar a espirometria.

Foi observada uma queda da CVF em relação ao limite inferior do normal em 10 casos. A pletismografia não pôde ser efectuada na nossa população devido a um problema técnico com o pletismógrafo durante o período do estudo.

Quadro III: Anomalias espirométricas

	Antes dos miméticos da B2		*Após miméticos B2*	
	Percentagem	*Escore Z*	*Percentagem*	*Escore Z*
Mediana do FEV1	*48%*	*-4 [-7.9,-1.6]*	*46%*	*-4.1*
CVF mediana	*59%*	*-3 [-4,-1.8]*	*58%*	*-2.8*
FEV1/FVC	*81%*	*-2.5 [-8,-1.64]*	*80%*	*-1.6*

O teste de caminhada de 6 minutos foi possível em 6 casos. A dessaturação arterial foi observada em 50% dos casos. A distância média percorrida foi de 435 metros.

3. Diagnóstico etiológico

A doença do enxerto contra o hospedeiro foi a etiologia mais frequente do OL (12 casos). O OL foi pós-infecioso em 6 casos (33%) (Figura 7).

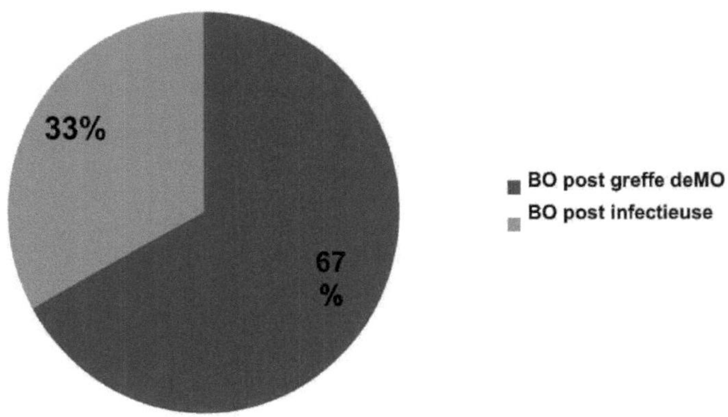

Figura 7: Diagnóstico etiológico da bronquiolite obliterante

BO após transplante de medula óssea

A idade média das crianças com BO secundária à doença do enxerto contra o hospedeiro

(GVH) foi de 09 anos ±3,7 [2-17 anos], com nove rapazes e três raparigas.

O tempo médio entre o transplante de medula óssea e o diagnóstico de BO foi de 15 meses [6
36 meses]. A idade média aquando do diagnóstico de DECH foi de 7 ± 2,9 anos [1-12 anos].

Uma rapariga de 12 anos necessitou de um segundo transplante de medula óssea na sequência de uma recaída de leucemia linfocítica B aguda. A BO foi diagnosticada 20 meses após o segundo transplante.

Outros locais de doença do enxerto contra o hospedeiro (GVHD) foram cutâneos (5 casos), hepáticos (4 casos) e digestivos (1 caso).

Intestino pós-infecioso :

Seis crianças tiveram BO pós-infecciosa com uma idade média de 8÷4 anos. A idade média na altura da infeção pulmonar era de 2 anos [1-4 anos]. A BO foi secundária a uma infeção por adenovírus num rapaz e numa rapariga. Nas restantes crianças, o exame bacteriológico inicial foi negativo. Duas crianças tiveram de ser entubadas devido à infeção respiratória inicial.

Não houve um intervalo livre entre a infeção respiratória grave e o aparecimento da bronquiolite obliterante.

II Acompanhamento das crianças e da sua evolução clínica e funcional

1 Controlo das crianças em serviço

Oito crianças foram-nos encaminhadas para tratamento de BO confirmada no contexto de GVH pulmonar associada a GVH cutânea e hepática.

O diagnóstico foi suspeitado em 4 outras crianças transplantadas e depois confirmado no nosso departamento.

As crianças não transplantadas foram inicialmente encaminhadas para nós por sintomas respiratórios e o diagnóstico de BO pós-infecciosa foi feito após avaliação clínica, radiológica e funcional.

O tempo médio de seguimento no nosso departamento foi de 51 meses [16-144 meses].

2. Tratamentos iniciados

Terapia com corticosteróides inalados (ICT)

Todas as crianças estavam a tomar corticosteróides inalados com uma dose média de 815 mg de beclometasona por dia [500-1000]. A duração média da terapêutica com corticosteróides inalados foi de 44 meses.

Broncodilatadores de ação prolongada (LABA)

Catorze crianças estavam a tomar LABA em combinação fixa com corticosteróides inalados (78%). O composto prescrito foi o salmeterol e a dose diária foi de 25ug duas vezes por dia.

Anti-leucotrienos

Seis crianças foram tratadas com anti-leucotrienos (33%). O montelucaste estava disponível na Tunísia, mas não na nomenclatura hospitalar.

Macrólidos

Treze crianças estavam a tomar macrólidos (72%). O medicamento prescrito foi a azitromicina, tomada 1 dia em 2, em meia dose (dose peso/2 por dose).

Terapia com corticosteróides orais

Doze crianças estavam a receber corticosteróides orais a longo prazo numa dose média de 0,95mg/kg/dia equivalente a prednisona [0,5-1,5mg/kg/d] prescrita para GVH. Duas outras crianças com bronquiolite obliterante pós-infecciosa tinham recebido cursos mensais de boli de metilprednisolona durante 6 meses.

A duração média da terapêutica com corticosteróides sistémicos foi de 46 meses [8-67]. Durante o acompanhamento, 3 crianças foram retiradas dos corticosteróides orais.

3. Evolução

Curso clínico

A evolução clínica foi favorável em 3 doentes, sem necessidade de hospitalização, cursos de corticosteróides sistémicos ou outras complicações.

A Figura 8 mostra a evolução da dispneia de acordo com o estádio m da DRC após o tratamento.

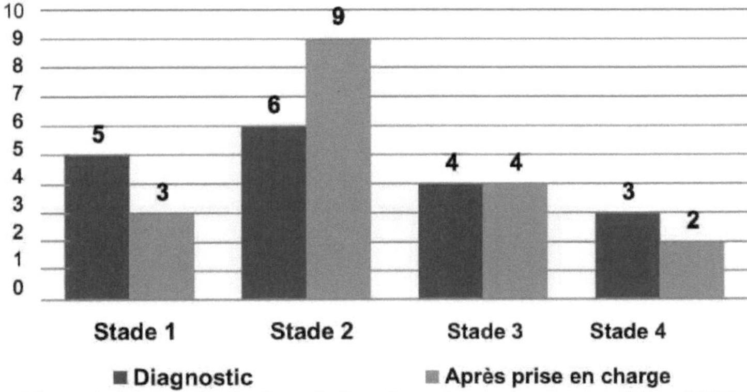

Figura 8: Progressão da dispneia de esforço de acordo com o estádio mMRC

A evolução dos outros sintomas respiratórios foi marcada pela regressão da tosse, das náuseas e dos vómitos.

sifflements et des douleurs thoraciques (figure 9).

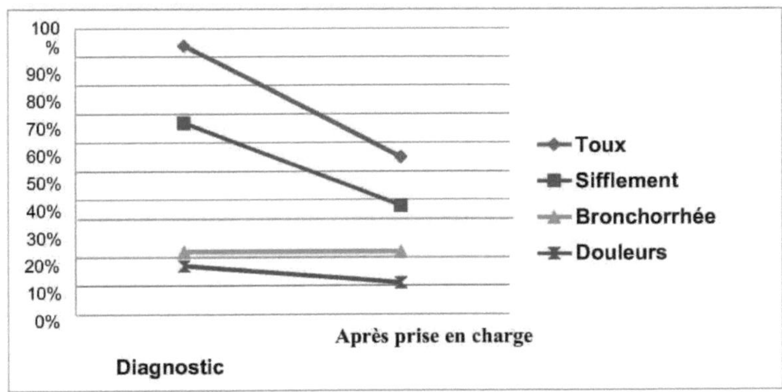

Figura 9: Evolução dos sintomas respiratórios

Alterações da função respiratória

A espirometria foi efectuada em sete doentes. O valor absoluto do FEV1 aumentou durante o seguimento em 6 crianças (Figura 8). O aumento médio do VEF1 nestas crianças foi de 85 ml por ano.

Foi observada uma queda do VEF1 de 800 ml para 280 ml após 3 anos em um menino de 6 anos com BO no contexto de GVH pulmonar, cutânea e hepática. Este paciente necessitou de seis internações hospitalares por exacerbações agudas com insuficiência respiratória aguda durante 03 anos de acompanhamento (Figura 10).

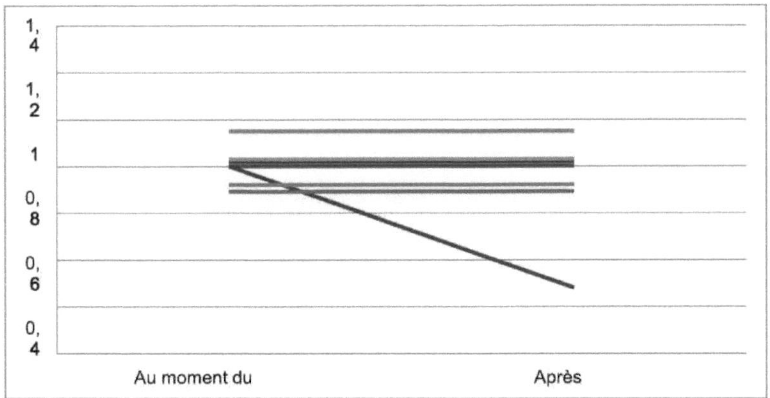

Figura 10: Alterações no FEV1 durante o acompanhamento (em litros)

De acordo com o escore Z, observou-se uma piora do VEF1 em 3 casos (42%). Dois pacientes apresentaram VEF1 estável (29%) e 2 pacientes apresentaram melhora do VEF1 (29%) (Figura 11).

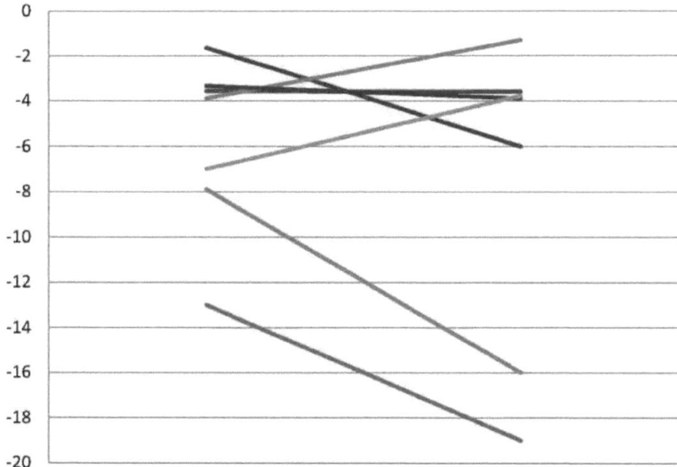

Figura 11: Alterações no FEV1 de acordo com o Z-score

4. Complicações

Exacerbações agudas

O número médio de exacerbações por criança foi de 2,38 [1-7]. A média de hospitalização foi de 2,4 por criança [0-7]. A insuficiência respiratória aguda foi a causa de hospitalização em 90% dos casos. Seis crianças necessitaram de internamento em unidade de cuidados intensivos (33%) com recurso a ventilação não invasiva. Duas outras crianças necessitaram de ventilação mecânica.

A causa mais comum de exacerbação foi uma infeção das vias respiratórias inferiores, observada em 11 crianças (61%). Os germes causadores são apresentados na Figura 12.

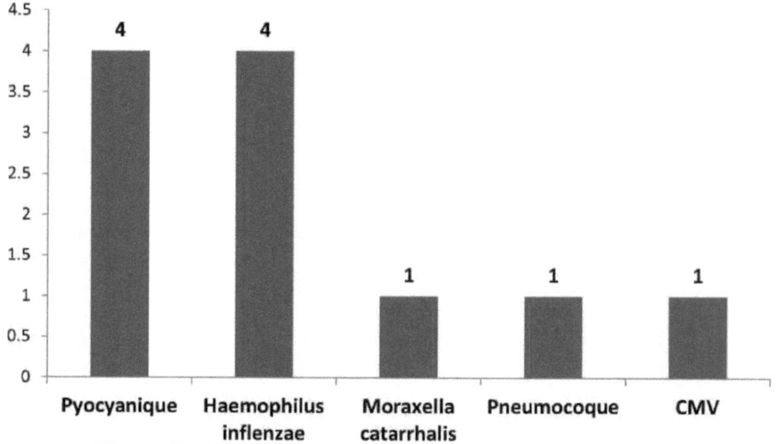

Figura 12: Germes identificados durante as exacerbações agudas

Iatrogenia dos tratamentos prescritos

Uma criança desenvolveu palpitações após o início de broncodilatadores de ação prolongada. O ritmo do holter mostrava taquicardia sinusal que regrediu quando os miméticos B2 foram suspensos.

Foi observada iatrogenia em 11 crianças que estavam a receber corticosteróides orais a longo prazo (Figura 13).

Não foram observados efeitos secundários com os anti-leucotrienos ou macrólidos na nossa série. No entanto, decidimos parar de tomar anti-leucotrienos em 2 crianças que tinham desenvolvido uma síndrome depressiva.

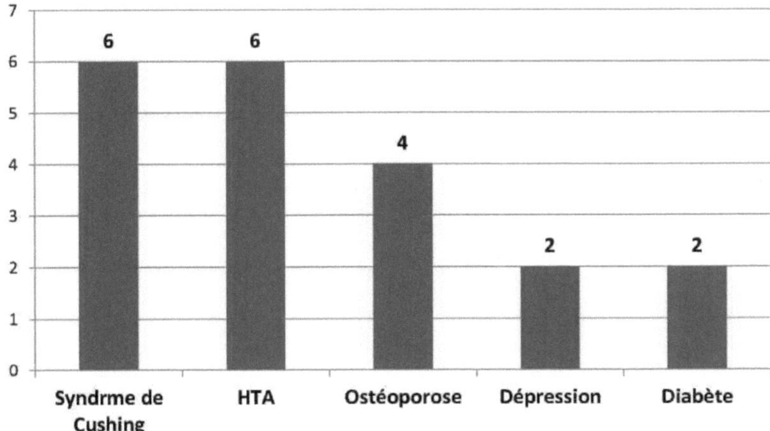

Figura 13: Iatrogenia associada à terapêutica com corticosteróides orais

Insuficiência respiratória crónica

Oito crianças estavam a fazer oxigenoterapia domiciliária na altura do diagnóstico (44%). O desmame do oxigénio foi possível em 2 crianças seguidas por BO pós-infecciosa.

Nenhuma das outras crianças evoluiu para insuficiência respiratória crónica durante o estudo.

Hipertensão pulmonar

Três crianças apresentavam evidência de hipertensão pulmonar na ecografia cardíaca com pressões sistémicas da artéria pulmonar avaliadas em 40, 42 e 45mmHg, respetivamente.

Pneumotórax

Esta complicação foi observada em duas crianças com GVH pulmonar. As duas crianças tinham sido submetidas a uma sínfise pleural, cujas indicações foram uma recorrência homolateral de um pneumotórax esquerdo no primeiro doente e um pneumotórax bilateral no segundo doente.

A sínfise pleural foi realizada através do dreno torácico no primeiro doente devido ao elevado risco anestésico associado à insuficiência respiratória crónica. O segundo doente foi submetido a uma cirurgia de sínfise pleural sob toracoscopia sem incidentes.

4.7. Óbitos

Durante o decurso do nosso estudo, o seguimento dos nossos doentes foi marcado pela morte de 2 doentes com BM pós-transplante (11%), com uma sobrevivência de 27 meses para o primeiro doente e de 12 meses para o segundo.
A causa da morte foi uma dificuldade respiratória aguda que exigiu um internamento nos cuidados intensivos e ventilação mecânica em ambas as crianças.

DISCUSSÃO

A bronquiolite obliterante é uma entidade anatomopatológica caracterizada por fenómenos inflamatórios e fibrosantes nas pequenas vias aéreas e no parênquima pulmonar adjacente pouco afetado. Os critérios de diagnóstico são essencialmente clínicos, radiológicos e funcionais. As etiologias mais comuns na criança são a doença do enxerto contra o hospedeiro e as infecções respiratórias graves, não existindo recomendações claras para o tratamento terapêutico desta entidade rara.

[er]No nosso estudo, reunimos 18 crianças diagnosticadas com bronquiolite obliterante durante o período de 1 de janeiro de 2013 a 1 de janeiro de 2022. A bronquiolite obliterante é uma doença rara que é frequentemente subdiagnosticada fora do contexto do transplante de medula óssea. Num estudo multicêntrico realizado em Hong Kong, foram recolhidas 56 crianças durante um período de 19 anos (entre 1996 e 2015) (10).
A literatura refere uma predominância da doença em rapazes [11]. A proporção entre os sexos no nosso estudo foi de 1,5.

Na nossa série, a bronquiolite obliterativa foi secundária ao transplante de medula óssea em 2/3 dos casos, enquanto que no estudo citado anteriormente, a bronquiolite obliterativa pós-infecciosa (PIOB) foi a etiologia dominante (10). Isto pode dever-se a um viés de seleção, uma vez que o centro nacional de transplante de medula óssea de Tunes encaminha para a nossa consulta as crianças transplantadas que apresentem sintomas respiratórios. Os BO pós-infecciosos são mais frequentemente tratados em enfermarias pediátricas justapostas a unidades de cuidados intensivos pediátricos. A BOPI foi secundária a uma infeção grave por adenovírus em 2 casos. Na literatura, o adenovírus é um dos germes mais frequentemente incriminados nesta patologia, juntamente com o vírus sincicial respiratório, o vírus do sarampo e o micoplasma (11). Outros factores de risco para BOPI relatados em estudos anteriores foram a ventilação mecânica e a hipoxemia grave durante o episódio infecioso (12,13).

O transplante de medula óssea melhorou o prognóstico de várias hemopatias malignas e benignas em todo o mundo e na Tunísia. No nosso estudo, as principais indicações foram: leucemia aguda, imunodeficiência comum variável, síndrome mielodisplásica, doença de Fanconi e anemia falciforme. Infelizmente, esta terapia inovadora está associada a complicações agudas e tardias significativas. Num estudo tunisino publicado em 2017 pela equipa do centro de transplante de medula óssea de Tunes, que incluiu 32 doentes, a complicação tardia mais frequente foi a doença do enxerto contra o hospedeiro (GVHD), observada em 41% dos casos, com um aumento de três vezes no custo dos cuidados (14). A OL é a GVHD pulmonar mais comum e mais grave (15).

Os factores de risco para a ocorrência de OL pós-transplante relatados na literatura foram: a presença de outros locais de GVHD, incompatibilidade de género entre dador e recetor e condicionamento com busulfan (3,16,17). No nosso estudo, dez das crianças transplantadas tinham pelo menos um local extrapulmonar de doença do enxerto contra o hospedeiro. O tempo médio para o aparecimento de OL após o transplante de medula óssea varia entre 12 e 24 meses [18]. Em nosso estudo, a média de atraso foi de 15 meses [6-36 meses].

A média de idade no momento do diagnóstico positivo em nossa população foi de 07 anos para BO secundária a transplante de OM e 02 anos para bronquiolite aguda pós-infecciosa. Os nossos dados são consistentes com os relatados na literatura. De facto, a bronquiolite pós-infecciosa é mais frequente em crianças pequenas, dado o risco acrescido de infecções respiratórias graves durante os primeiros três anos de vida [19].

A dispneia e a tosse foram os sinais funcionais predominantes na nossa população. A dispneia foi classificada como superior a dois de acordo com a mMRC em 38% das crianças. No estudo realizado pela equipa de Hong Kong, foram observados os mesmos sintomas (10).
A polipneia foi o sinal mais frequente no exame físico (83%). Este sinal foi quase constante em vários outros estudos (2,10,20). A deformidade torácica e o hipocratismo digital foram observados em 50% e 22% dos casos, respetivamente. Na série de Lino et al, 20% das crianças tinham hipocratismo digital e 63% tinham deformidade torácica (20). O atraso de crescimento foi observado em metade da nossa população (55%). Este facto parece estar relacionado com o gasto energético devido ao trabalho respiratório excessivo durante o curso desta doença. Na literatura, a insuficiência respiratória crónica é uma complicação frequente da BO. No estudo de Aguerre et al, que incluiu 52 crianças com BO, 62% estavam em oxigenoterapia prolongada na altura do diagnóstico (21). No presente estudo, oito crianças apresentavam insuficiência respiratória crónica com necessidade de oxigenoterapia domiciliária (44%). Destas, cinco tinham GVH pulmonar e três tinham BO pós-infecciosa.

A tomografia computorizada do tórax é um elemento chave no diagnóstico positivo da bronquiolite obliterativa. Nos casos típicos, mostra um padrão de perfusão em mosaico. Jensen et al compararam os exames de doentes com BOPI e de doentes com asma grave. A anomalia discriminante entre os dois grupos foi a perfusão em mosaico com $p<0,006$ (22). Outras anomalias foram descritas em estudos anteriores: espessamento brônquico, aprisionamento expiratório, atelectasia e bronquiectasia (1,11). Todos esses aspectos radiológicos foram observados em nosso estudo, com perfusão em mosaico presente em 100% dos casos.

Para além da sua contribuição para o diagnóstico positivo, alguns autores utilizaram a TC torácica para avaliar a gravidade da doença e o grau de obstrução brônquica (23-25). Num estudo coreano de 17 crianças seguidas por BOPI, a presença de espessamento brônquico na TC foi associada a uma melhor resposta à terapêutica com corticosteróides sistémicos (26). Este sinal radiológico esteve presente em 70% dos casos da nossa série.

Os testes de função respiratória revelam uma obstrução brônquica não reversível após um teste de bronco-dilatação. No entanto, nas formas avançadas da doença, pode observar-se uma redução da capacidade vital forçada (CVF) e uma diminuição da capacidade de difusão do monóxido de carbono (27-29). Das 13 crianças em que a espirometria estava disponível no momento do diagnóstico, 12 tinham doença pulmonar obstrutiva com VEF1 <-3DP. Nossos dados são consistentes com os relatados na literatura (Tabela 4). Na maioria dos casos, a queda da CVF deveu-se ao aprisionamento de ar. A pletismografia frequentemente confirma a distensão torácica por mostrar um aumento da capacidade pulmonar total. Este exame não pôde ser realizado nos nossos doentes devido a problemas técnicos.

Tabela IV: VEF1 inicial avaliado pelo Z-score na literatura

	Número de pacientes	*Ano*	*FEV1 em Z-score*
Jung J (30)	*47*	***2021***	***-2 [-2.4 , -1.6]***
Kim J (23)	*23*	***2019***	***-2.2 [-3.5 , -1.2]***
Mattiello R (31)	*72*	***2016***	***-4 [-4.4 ,-3.6]***
Colom A (28)	*46*	***2015***	***-4.3 [-4.6 ,-4.0]***
O nosso estudo	***18***	***2023***	***-4.1 [-7.9,-1.6]***

A função respiratória é monitorizada através da medição do volume expiratório forçado num segundo (FEV1). O declínio rápido e precoce do FEV1 está associado a um pior prognóstico (32). Na nossa população, 42% das crianças apresentaram um declínio do FEV1 de acordo com o Z-score durante o seguimento. Duas destas crianças morreram.
Num estudo coreano de 82 crianças que sofriam de BO pós-transplante de medula óssea, um FEV1 inferior a 30% do valor previsto foi preditivo de mortalidade, com uma sobrevivência média de 23,7 meses em comparação com 48,4 meses em crianças com um FEV1 superior a 30% (33).

A assinatura histológica não é um dos critérios de diagnóstico da bronquiolite obliterativa, quer seja pós-transplante ou após uma infeção respiratória grave (34). Dada a vulnerabilidade destes doentes e a sua função respiratória limitada, a biopsia pulmonar deve ser frequentemente evitada. Pode ser indicada em casos de apresentação clínica atípica com pneumonite infiltrativa difusa associada, se outras investigações não invasivas se revelarem inconclusivas. No nosso estudo, foi efectuada uma única biopsia pulmonar sob toracoscopia num doente com pneumotórax bilateral. A principal indicação para cirurgia foi a sínfise pleural.

Para além do pneumotórax, a bronquiolite obliterante pode levar a outras complicações, como as exacerbações respiratórias. Estas são mais frequentemente de origem infecciosa (35). As infecções pulmonares recorrentes estão associadas a um pior prognóstico (36). No nosso estudo, a exacerbação aguda da doença foi infecciosa em 61% dos casos. Os organismos causadores identificados foram: pseudomonas Aerauginosa e EHaemophilus Influenzae, seguidos por pneumococo e Moraxella Catarrhalis. Os nossos dados são consistentes com os relatados na literatura (36). De facto, num estudo japonês publicado em 2020, o pyocyanus foi o germe mais frequente em amostras bacteriológicas colhidas de doentes com BO (36).

Não existem recomendações actuais sobre o tratamento terapêutico da bronquiolite obliterante. De facto, várias terapêuticas têm sido experimentadas por diferentes equipas em estudos retrospectivos ou prospectivos. A maioria destes estudos envolveu um número reduzido de crianças, o que impossibilita o estabelecimento de um consenso terapêutico universal. Os fármacos mais utilizados foram os corticosteróides, os broncodilatadores de longa duração, os macrólidos e os anti-leucotrienos (1,5).

A terapêutica sistémica com corticosteróides é um dos tratamentos mais prescritos tanto para a doença do enxerto contra o hospedeiro como para a bronquiolite obliterante pós-infecciosa, especialmente na fase inicial da doença.
Estudos de padrões histopatológicos mostraram que o grau de inflamação e fibrose peribronquiolar está sujeito a variações inter-individuais (37). Segundo alguns autores, o perfil celular linfocitário pode ser um fator preditivo de uma resposta favorável à terapêutica com glucocorticóides (38).
Não existe consenso sobre a via de administração ou a dosagem dos corticosteróides. Alguns autores preferem a via inalatória, que minimiza a ocorrência de efeitos adversos. Outros sugerem que a deposição em aerossol dos corticosteróides inalados é mínima nos bronquíolos afectados, o que pode comprometer a sua eficácia (39).
O protocolo de tratamento, que incluía bólus mensais de doses elevadas de metilprednisolona intravenosa, reduziu a frequência das exacerbações e melhorou a função respiratória (40-43). No entanto, esta terapêutica com corticosteróides tem sido associada a várias complicações iatrogénicas, como a osteoporose, a hipertensão arterial, o aumento do risco de infeção e a hiperglicemia (40). No presente estudo, os Ilenfants desenvolveram complicações secundárias à prescrição de corticosteróides.

No estudo de Zhang et al publicado em 2018, 30 crianças com bronquiolite obliterante pós-infecciosa começaram a tomar uma combinação de budesonida nebulizada, terbutalina e brometo de ipratrópio durante um ano. O acompanhamento subsequente mostrou uma melhoria significativa na pontuação dos sintomas, na função respiratória e nas imagens de perfusão em mosaico na TC (44).

O tratamento com broncodilatadores inalados parece melhorar os sinais funcionais e a qualidade de vida de alguns doentes com BO que mantêm uma resposta positiva após o teste de broncodilatação. Um estudo brasileiro publicado em 2016 que incluiu 72 crianças seguidas por BOPI mostrou um teste de broncodilatação positivo em 47,2% com referência às recomendações ATS/ERS de 2005, ou seja, um aumento de 12% no FEV1 após a inalação de miméticos de B2 (31).

A terapêutica com macrólidos a longo prazo tem sido cada vez mais utilizada numa série de doenças respiratórias crónicas desde a descoberta do seu efeito anti-inflamatório (45). Foi demonstrada uma redução da atividade dos neutrófilos e dos eosinófilos e uma diminuição de certas citocinas inflamatórias após o tratamento com macrólidos (46,47). Num ensaio clínico aleatorizado (25 azitromicina, 23 placebo) publicado em 2015 e que incluiu doentes pós-transplante pulmonar com BO, foi observado um ganho significativo no FEV1 (48). No nosso estudo, não observámos quaisquer efeitos secundários associados à prescrição de macrólidos. No entanto, várias complicações têm sido descritas na literatura, sendo as mais frequentes o risco de infeção micobacteriana, a toxicidade cardíaca e a toxicidade hepática (49-51). A monitorização destes efeitos secundários é recomendada para os doentes em tratamento prolongado com macrólidos.

Na sequência da conclusão prematura do ensaio clínico aleatório em dupla ocultação (azitromicina versus placebo) devido ao aumento do risco de morte por recaída hematológica no grupo da azitromicina, a utilização de macrólidos em crianças que receberam um transplante de medula óssea devido a uma doença maligna hematológica foi reduzida (52).

Foram reportados casos isolados de eficácia do ninedanib, mas no contexto de bronquiolite obliterativa associada a pneumonite infiltrativa difusa (53). Excluímos os doentes com esta entidade no presente estudo devido às suas particularidades clínicas, funcionais e radiológicas, o que pode apresentar um viés de seleção.

Num estudo chinês publicado em 2021 e que envolveu 54 crianças monitorizadas para BOPI, foi administrado a 54 crianças um protocolo que combina budesonida, azitromicina, montelucaste e acetilcisteína durante 3 meses. A progressão foi marcada por uma redução significativa dos sintomas respiratórios (tosse, pieira, dispneia). As imagens do tórax mostraram regressão do espessamento brônquico, atelectasia e perfusão em mosaico. Não foram registados quaisquer efeitos adversos relacionados com o tratamento neste estudo (54).

Num estudo multicêntrico de 36 doentes com RB pós-transplante de medula óssea, foi prescrita uma combinação de fluticasona, azitromicina e montelucaste durante seis meses. Os autores concluíram que este protocolo abrandou o declínio da função respiratória e, subsequentemente, melhorou a qualidade de vida dos doentes (5).

A abordagem do nosso serviço para o tratamento da BO segue este protocolo, com uma combinação de corticosteróides inalados, anti-leucotrienos e macrólidos na ausência de quaisquer contra-indicações. Os broncodilatadores de ação prolongada são prescritos a partir dos quatro anos de idade.

No nosso contexto, apenas os corticosteróides inalados e os LABAs estão disponíveis na nomenclatura hospitalar. Consequentemente, não tem sido possível obter o cumprimento da terapêutica com anti-leucotrienos e macrólidos.

Por outro lado, os macrólidos não podiam ser prescritos a crianças com antecedentes de malignidade hematológica devido ao risco de recidiva neoplásica.

Além disso, os problemas psicológicos associados à evolução crónica da doença e às hospitalizações recorrentes levaram 2 doentes a deixar de tomar anti-leucotrienos.

O seguimento dos nossos doentes revelou uma taxa de mortalidade de 11%. Esta taxa é próxima da descrita na literatura. As duas crianças que faleceram na nossa série tinham doença do enxerto contra o hospedeiro. O prognóstico para essa complicação pós-transplante de medula óssea permanece ruim, mesmo em países desenvolvidos (4). Para além da evolução natural da bronquiolite obliterante para insuficiência respiratória crónica e hipertensão pulmonar, a morbilidade e mortalidade devem-se também aos efeitos indesejáveis da corticoterapia sistémica e dos vários tratamentos imunossupressores prescritos a longo prazo. O enfraquecimento das defesas imunitárias dos doentes devido a estas terapêuticas torna-os vulneráveis a todos os tipos de infecções.

Em 2 crianças com bronquiolite obliterante pós-infecciosa foi possível uma melhoria clínica com a retirada da oxigenoterapia prolongada. O prognóstico desta doença varia de estudo para estudo (26,30,39). Alguns estudos sugerem que a melhoria clínica é possível porque o desenvolvimento pulmonar e o fenómeno de alveolização continuam durante a infância e mesmo na adolescência (55).

O nosso estudo tem algumas limitações devido à sua natureza monocêntrica, com uma pequena amostra de doentes que impossibilita a comparação de subgrupos de doentes.

Apesar das suas limitações, o nosso estudo permitiu investigar uma patologia grave que afecta sobretudo crianças e jovens e que tem vindo a tornar-se uma preocupação crescente no nosso país. Por um lado, o transplante de medula óssea tornou-se prática comum, permitindo o tratamento de neoplasias malignas hematológicas em crianças, bem como de algumas hemopatias congénitas (anemia falciforme e certas imunodeficiências). Por outro lado, os avanços na ventilação em unidades de cuidados intensivos pediátricos melhoraram a sobrevivência de infecções respiratórias graves em crianças, mas ainda se observam sequelas a longo prazo.

No final deste estudo, propomos as seguintes medidas:

-Estabelecer um protocolo para a monitorização respiratória em crianças submetidas a transplante de medula óssea: um exame clínico, imagiologia torácica e investigações funcionais respiratórias antes do transplante, seguido de monitorização respiratória e funcional de três em três meses após o transplante de medula óssea. Isto permitirá a deteção precoce da resistência pós-transplante de medula óssea.

Exortar os médicos de cuidados primários e os especialistas a monitorizar as crianças após infecções respiratórias até que todas as anomalias clínicas e radiológicas tenham desaparecido, a fim de detetar BO pós-infecciosa.

Perante um diagnóstico de bronquiolite obliterativa, pode ser tentado um protocolo que combine uma terapêutica com corticosteróides inalados, um anti-leucotrieno e um macrólido, desde que não haja contra-indicações e que a relação benefício-risco seja continuamente monitorizada.

-Podem ser propostas medidas de corticoterapia sistémica durante as exacerbações, tendo em conta o risco de infeção.

-As exacerbações infecciosas devem ser tratadas com uma terapia antibiótica, que será adaptada posteriormente em função dos resultados da amostragem bacteriológica.

CONCLUSÕES

A bronquiolite obliterante é uma doença respiratória crónica grave com uma elevada taxa de mortalidade. O diagnóstico baseia-se em critérios clínicos, radiológicos e funcionais. Nos casos típicos, a tomografia computorizada mostra perfusão em mosaico, aprisionamento expiratório e espessamento brônquico. A espirometria mostra obstrução brônquica fixa. A assinatura histológica é raramente indicada devido às dificuldades de recolha de amostras de pulmão nestes doentes frequentemente vulneráveis. As etiologias nas crianças são dominadas pelas sequelas de infecções respiratórias graves e pela doença do enxerto contra o hospedeiro (GVHD). Quando é de origem pós-infecciosa, esta entidade continua a ser subdiagnosticada devido às dificuldades em efetuar investigações funcionais neste grupo etário. No entanto, no contexto do transplante de medula óssea, o diagnóstico é muitas vezes fácil de efetuar, especialmente quando está associado a outras áreas de GVHD. A ausência de um consenso terapêutico universal dificulta a sua gestão. Vários protocolos têm sido descritos na literatura, com resultados controversos

Por um lado, o pequeno número de crianças incluídas em estudos anteriores torna impossível estabelecer recomendações. Por outro lado, foi demonstrado que a doença se caracteriza por um polimorfismo fenotípico. Estão atualmente em curso estudos sobre os clusters e os endótipos da doença, com vista a desenvolver tratamentos personalizados para cada doente.

O objetivo do nosso estudo foi examinar o perfil clínico e paraclínico das crianças tratadas no nosso serviço por bronquiolite obliterativa e avaliar o impacto do nosso tratamento no prognóstico clínico e funcional da doença.

Este estudo de vida real realçou a elevada morbilidade e mortalidade associadas a esta doença no nosso contexto e ilustrou as dificuldades envolvidas no diagnóstico e tratamento.

A prevenção de infecções respiratórias graves através de medidas de barreira e da vacinação reduz a incidência de sequelas a longo prazo. A monitorização respiratória sistemática de crianças após transplantes de medula óssea permite a deteção precoce de complicações pulmonares tardias.

REFERÊNCIAS

1. Kavaliunaite E, Aurora P. Diagnosticar e gerir a bronquiolite obliterante em crianças. Revisão de Especialistas em Medicina Respiratória. 4 de maio de 2019;13(5):481-8.

2. Moonnumakal SP, Fan LL. Bronquiolite obliterante em crianças. Current Opinion in Pediatrics. junho de 2008;20(3):272-8.

3. Bergeron A, Godet C, Chevret S, Lorillon G, Peffault de Latour R, de Revel T, et al. Síndrome de bronquiolite obliterante após SCT hematopoiético alogénico: fenótipos e prognóstico. Bone Marrow Transplant. 2013;48(6):819-24.

4. Hakim A, Cooke KR, Pavletic SZ, Khalid M, Williams KM, Hashmi SK. Diagnóstico e tratamento da síndrome de bronquiolite obliterante universalmente acessível. Transplante de medula óssea. março de 2019;54(3):383-92.

5. Williams KM, Cheng GS, Pusic I, Jagasia M, Burns L, Ho VT, et al. Tratamento FAM para a síndrome de bronquiolite obliterante de início recente após transplante de células hematopoiéticas. Biol Blood Marrow Transplant. Abr 2016;22(4):710-6.

6. Análise dos custos diretos do segundo ano após a utilização de células estaminais hematopoiéticas alogénicas

transplante no Centro de Transplante de Medula Óssea da Tunísia [Internet]. [citado 28 Jan 2023]. Disponível em: https://www.tandfonline.com/doi/epdf/10.1080/20016689.2017.1335161?needAccess=t ru e&role=button

7. Meyer KC, Raghu G, Verleden GM, Corris PA, Aurora P, Wilson KC, et al. Uma diretriz internacional de prática clínica ISHLT/ATS/ERS: diagnóstico e gestão da síndrome de bronquiolite obliterante. Eur Respir J. Dez 2014;44(6):1479-503.

8. Atualização da normalização da espirometria 2019. Uma declaração técnica oficial da American Thoracic Society e da European Respiratory Society [Internet]. [citado 29 Jan 2023]. Disponível em: https://www.atsjournals.org/doi/epdf/10.1164/rccm.201908-1590ST?role=tab

9. Stanojevic S, Kaminsky DA, Miller MR, Thompson B, Aliverti A, Barjaktarevic I, et al. Norma técnica ERS/ATS sobre estratégias interpretativas para testes de função pulmonar de rotina. Eur Respir J. Jul 2022;60(1):2101499.

10. Chan KC, Yu MW, Cheung TWY, Lam DSY, Leung TNH, Tsui TK, et al. Bronquiolite

obliterante infantil em Hong Kong - série de casos ao longo de um período de 20 anos. Pediatric Pulmonology. 2021;56(l):153-61.

11. Colom AJ, Teper AM. Bronquiolite obliterante pós-infecciosa. Pediatr Pulmonol. 12 dez 2018;ppul.24221.

12. Colom AJ, Teper AM, Vollmer WM, Diette GB. Risk factors for the development of bronchiolitis obliterans in children with bronchiolitis. Thorax. junho de 2006;61(6):503-6.

13. Wu PQ, Li X, Jiang WH, Yin GQ, Lei AH, Xiao Q, et al. A hipoxemia é um fator de previsão independente de bronquiolite obliterante após uma infeção respiratória adenoviral em crianças. Springerplus. 20 Sep 2016;5(1):1622.

14. Razgallah Khrouf M, Achour L, Thabti A, Soussi MA, Abdejelil N, Lazreg O, et al. Análise de custos diretos do segundo ano pós-transplante alogénico de células estaminais hematopoiéticas no Centro de Transplante de Medula Óssea da Tunísia. J Mark Access Health Policy. 15 de junho de 2017;5(1):1335161.

15. Bergeron A. Complicações pulmonares não infecciosas de início tardio após transplante alogénico de células estaminais hematopoiéticas. Clínicas em Medicina Torácica. junho de 2017; 38 (2): 249-62.

16. Williams KM. Bronchiolitis Obliterans After Allogeneic Hematopoietic Stem Cell Transplantation (Bronquiolite Obliterante após Transplante de Células Estaminais Hematopoiéticas Alogénicas). JAMA. 15 Jul 2009;302(3):306.

17. Gazourian L, Rogers AJ, Ibanga R, Weinhouse GL, Pinto-Plata V, Ritz J, et al. Factores associados à síndrome de bronquiolite obliterante e à doença crónica do enxerto contra o hospedeiro após transplante alogénico de células hematopoiéticas. Am J Hematol. Abr 2014;89(4):404-9.

18. Michelson PH, Goyal R, Kurland G. Pulmonary complications of haematopoietic cell transplantation in children (Complicações pulmonares do transplante de células hematopoiéticas em crianças). Paediatric Respiratory Reviews. 1 de março de 2007;8(l):46-61.

19. Liu D, Liu J, Zhang L, Chen Y, Zhang Q. Fatores de risco para bronquiolite obliterante pós-infecciosa em crianças: uma revisão sistemática e meta-análise. Front Pediatr. 9 de junho de 2022;10:881908.

20. Lino CA, Batista AKM, Soares MAD, Filho JHM, Gomes VCC. Bronquiolite obliterante: perfil clínico e radiológico de crianças acompanhadas em ambulatório de referência.

21. Aguerre V, Castaños C, Pena HG, Grenoville M, Murtagh P. Bronquiolite obliterante pós-infecciosa em crianças: achados clínicos e de função pulmonar. Pediatr Pulmonol. Dez 2010;45(12):118O-5.

22. Jensen SP, Lynch DA, Brown KK, Wenzel SE, Newell JD. High-resolution CT Features of Severe Asthma and Bronchiolitis Obliterans. Clinical Radiology. Dez 2002;57(12):1078-85.

23. Kim J, Kim MJ, Sol IS, Sohn MH, Yoon H, Shin HJ, et al. Quantitative CT and pulmonary function in children with post-infectious bronchiolitis obliterans. PLoS One. Apr 1, 2019;14(4):e0214647.

24. Mattiello R, Sarria EE, Mallol J, Fischer GB, Mocelin H, Bello R, et al. Post-infectious bronchiolitis obliterans: Can CT scan findings at early age anticipate lung function: CT Findings and Lung Function in PIBO. Pediatr Pulmonol. abril de 2010;45(4):315-9.

25. Moutafidis D, Gavra M, Golfinopoulos S, Oikonomopoulou C, Kitra V, Woods JC, et al. Hiperinsuflação pulmonar quantificada por TC de tórax em crianças com síndrome de bronquiolite obliterante após transplante alogénico de células hematopoiéticas. Clinical Imaging. julho de 2021;75:97-104.

26. Yoon HM, Lee JS, Hwang JY, Cho YA, Yoon HK, Yu J, et al. Bronquiolite obliterante pós-infecciosa em crianças: caraterísticas da TC que prevêem a capacidade de resposta à metilprednisolona de pulso. Br J Radiol. maio de 2015;88(1049):20140478.

27. Barker AF, Bergeron A, Rom WN, Hertz MI. Obliterative Bronchiolitis. N Engl J Med. 8 de maio de 2014;370(19):1820-8.

28. Colom AJ, Maffey A, Garcia Bournissen F, Teper A. Função pulmonar de uma coorte pediátrica de pacientes com bronquiolite obliterante pós-infecciosa. Um acompanhamento a longo prazo. Thorax. Feb 2015;70(2):169-74.

29. Lee E, Park S, Yang HJ. Função Pulmonar na Bronquiolite Obliterante Pós-Infecciosa em Crianças: Uma Revisão Sistemática e Meta-Análise. Pathogens. Dez 2022;11(12):1538.

30. Jung JH, Kim GE, Min IK, Jang H, Kim SY, Kim MJ, et al. Previsão do prognóstico de bronquiolite obliterante pós-infecciosa em crianças. Pediatric Pulmonology. maio de

2021;56(5):1069-76.

31. Mattiello R, Vidal PC, Sarria EE, Pitrez PM, Stein RT, Mocelin HT, et al. Avaliação da resposta broncodilatadora em pacientes pediátricos com bronquiolite obliterante pós-infecciosa: uso de diferentes critérios para identificação da reversibilidade das vias aéreas. J Bras Pneumol. 2016;42(3):174-8.

32. Walther S, Rettinger E, Maurer HM, Pommerening H, Jarisch A, Sorensen J, et al. Teste de função pulmonar a longo prazo na síndrome de bronquiolite obliterante pediátrica após transplante de células estaminais hematopoiéticas. Pediatric Pulmonology. 2020;55(7):1725-35.

33. Ahn JH, Jo KW, Song JW, Shim TS, Lee SW, Lee JS, et al. Papel prognóstico do FEV 1 para a sobrevivência na síndrome de bronquiolite obliterante após transplante alogénico de células estaminais hematopoiéticas. Clin Transplant. dec 2015;29(12):1133-9.

34. Glanville AR, Benden C, Bergeron A, Cheng GS, Gottlieb J, Lease ED, et al. Síndrome de bronquiolite obliterante após transplante de células estaminais hematopoiéticas ou pulmonares: gestão atual e direcções futuras. ERJ Open Res. 25 Jul 2022;8(3):00185-2022.

35. Atag E, Bas Ikizoglu N, Ergenekon P, Kalin S, Unal F, Gokdemir Y, et al. Qualidade de vida relacionada com a saúde em doentes com bronquiolite obliterante. Pediatric Pulmonology. setembro de 2020;55(9):2361-7.

36. Yomota M, Yanagawa N, Sakai F, Yamada Y, Sekiya N, Ohashi K, et al. Associação entre infeção bacteriana crónica das vias respiratórias e prognóstico da síndrome de bronquiolite obliterante após transplante de células hematopoiéticas. Medicine (Baltimore). 4 de janeiro de 2019;98(1):e13951.

37. Mauad T, Dolhnikoff M, e Grupo de Estudos de Bronquiolite Obliterante de S^ko Paulo. Histologia da bronquiolite obliterante infantil. Pediatr Pulmonol. junho de 2002;33(6):466-74.

38. Mauad T, van Schadewijk A, Schrumpf J, Hack CE, Fernezlian S, Garippo AL, et al. Lymphocytic inflammation in childhood bronchiolitis obliterans. Pediatr Pulmonol. setembro de 2004;38(3):233-9.

39. Zhang L, Irion K, Kozakewich H, Reid L, Camargo JJ, Porto N da S, et al. Clinical course of postinfectious bronchiolitis obliterans. Pediatr Pulmonol. maio de 2000;29(5):341-50.

40. Tomikawa SO, Adde FV, da Silva Filho LVRF, Leone C, Rodrigues JC. Acompanhamento de pacientes pediátricos com bronquiolite obliterante tratados com pulsoterapia de corticosteroides. Orphanet J Rare Dis. 15 de agosto de 2014;9:128.

41. Tanou K, Xaidara A, Kaditis AG. Eficácia da metilprednisolona em pulso num caso pediátrico de bronquiolite obliterante pós-infecciosa: Efficacy of Methylprednisolone in Bronchiolitis.

Obliterante. Pediatr Pulmonol. maio de 2015;50(5):E13-6.

42. Ratjen F, Rjabko O, Kremens B. High-dose corticosteroid therapy for bronchiolitis obliterans after bone marrow transplantation in children. Bone Marrow Transplant. julho de 2005;36(2):135-8.

43. Even-Or E, Ghandourah H, Ali M, Krueger J, Sweezey NB, Schechter T. Eficácia de esteróides em altas doses para a síndrome de bronquiolite obliterante após o transplante pediátrico de células estaminais hematopoiéticas. Transplante Pediátrico. março de 2018;22(2):e13155.

44. Zhang XM, Lu AZ, Yang HW, Qian LL, Wang LB, Zhang XB. Caraterísticas clínicas da bronquiolite obliterante pós-infecciosa em crianças submetidas a tratamento de nebulização a longo prazo. World J Pediatr. outubro de 2018;14(5):498-503.

45. Tratamento a longo prazo com antibióticos macrólidos em dose baixa em doenças crónicas das vias respiratórias pediátricas - PMC [Internet]. [citado 15 abr 2023]. Disponível em: https://www.ncbi.nlm.nih.gov/pmc/articles/PMC9122820/

46. Brusselle GG, Joos G. Is there a role for macrolides in severe asthma: Current Opinion in Pulmonary Medicine. jan 2014;20(l):95-102.

47. Verleden GM, Vanaudenaerde BM, Dupont LJ, Van Raemdonck DE. Azithromycin reduces airway neutrophilia and interleukin-8 in patients with bronchiolitis obliterans syndrome. Am J Respir Crit Care Med. 1 Sep 2006;174(5):566-70.

48. Corris PA, Ryan VA, Small T, Lordan J, Fisher AJ, Meachery G, et al. Um ensaio aleatório controlado de terapia com azitromicina na síndrome de bronquiolite obliterante (BOS) pós-transplante pulmonar. Thorax. maio de 2015;70(5):442-50.

49. Ray WA, Murray KT, Hall K, Arbogast PG, Stein CM. Azitromicina e o risco de morte

cardiovascular. N Engl J Med. 17 de maio de 2012;366(20):1881-90.

50. Renna M, Schaffner C, Brown K, Shang S, Tamayo MH, Hegyi K, et al. Azithromycin blocks autophagy and may predispose cystic fibrosis patients to mycobacterial infection. J Clin Invest. 2011 Sep 1;121(9):3554-63.

51. Leitner JM, Graninger W, Thalhammer F. Hepatotoxicidade dos Antibacterianos: Mecanismos Patológicos e Dados Clínicos. Infection. 1 de fevereiro de 2010;38(l):3-ll.

52. Bergeron A, Chevret S, Granata A, Chevallier P, Vincent L, Huynh A, et al. Effect of Azithromycin on Airflow Decline-Free Survival After Allogeneic Hematopoietic Stem Cell Transplant: The ALLOZITHRO Randomized Clinical Trial. JAMA. 8 de agosto de 2017;318(6):557.

53. Tang W, Yu T, Dong T, Liu T, Ji J. Nintedanib na Síndrome de Bronquiolite Obliterante após transplante alogénico de células estaminais hematopoiéticas. Peito. setembro de 2020;158(3):e89-91.

54. Weng T, Lin X, Wang L, Lv J, Dong L. Acompanhamento dos efeitos terapêuticos de um regime de budesonida, azitromicina, montelucaste e acetilcisteína (BAMA) em crianças com bronquiolite obliterante pós-infecciosa. J Thorac Dis. agosto de 2021;13(8):4775-84.

55. Narayanan M, Owers-Bradley J, Beardsmore CS, Mada M, Ball I, Garipov R, et al. Alveolarization Continues during Childhood and Adolescence. Am J Respir Crit Care Med. 15 Jan 2012;185(2):186-91.

Resumo

Introdução :

O objetivo do nosso trabalho foi estudar o perfil clínico e paraclínico das crianças seguidas por bronquiolite obliterativa e avaliar o impacto da nossa conduta no seu prognóstico clínico e funcional.

Métodos :

Estudo transversal descritivo que incluiu 18 crianças tratadas por bronquiolite obliterante entre janeiro de 2013 e dezembro de 2021.

Resultados :

A idade média foi de 9,6 anos [3-17 anos], com predomínio do sexo masculino (razão de género=1,5). A bronquiolite obliterante foi pós-infecciosa em 33% dos casos e pós-transplante de medula óssea em 67%. Oito crianças encontravam-se em fase de insuficiência respiratória crónica na altura do diagnóstico. Todos os doentes estavam a receber corticosteróides inalados combinados com broncodilatadores de ação prolongada em 77% dos casos, anti-leucotrienos em 33% dos casos e macrólidos em 72% dos casos. A duração média do seguimento foi de 51 meses [16144 meses]. O número médio de hospitalizações foi de 2,38 por ano. Duas crianças foram retiradas da oxigenoterapia de longa duração, sete permaneceram estáveis e seis pioraram, resultando em duas mortes.

Conclusão:

A bronquiolite obliterante é responsável por uma morbilidade e mortalidade significativas. O tratamento caracteriza-se pela ausência de recomendações consensuais. Os atrasos no diagnóstico e a falta de recursos são factores que pioram o prognóstico nos países em desenvolvimento.

Palavras chave : Bronquiolite, infeção, transplante, corticoterapia, criança

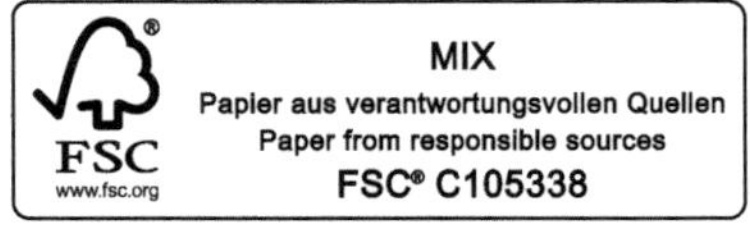

Printed by Books on Demand GmbH, Norderstedt / Germany